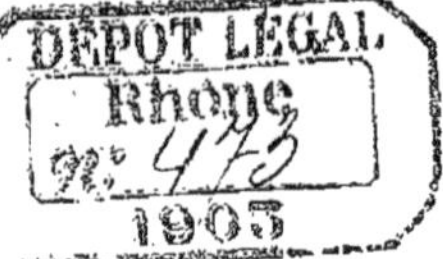

CONTRIBUTION A L'ÉTUDE

DU

RÉTRÉCISSEMENT CICATRICIEL

DE L'ŒSOPHAGE

CHEZ L'ENFANT

PAR

Le Dr Amédée DEBAUGE
Ancien Externe des Hôpitaux de Lyon.

LYON
A. REY & Cie, IMPRIMEURS-ÉDITEURS DE L'UNIVERSITÉ
4, RUE GENTIL, 4

1903

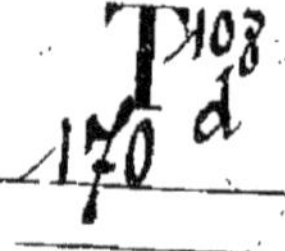

CONTRIBUTION A L'ÉTUDE

DU

RÉTRÉCISSEMENT CICATRICIEL

DE L'ŒSOPHAGE

CHEZ L'ENFANT

CONTRIBUTION A L'ÉTUDE

DU

RÉTRÉCISSEMENT CICATRICIEL

DE L'ŒSOPHAGE

CHEZ L'ENFANT

PAR

Le Dr Amédée DEBAUGE
Ancien Externe des Hôpitaux de Lyon.

LYON
A. REY & Cie, IMPRIMEURS-ÉDITEURS DE L'UNIVERSITÉ
4, RUE GENTIL, 4

1903

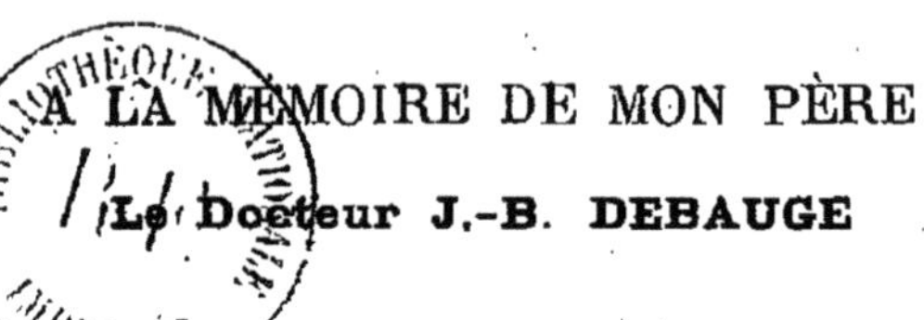

A LA MÉMOIRE DE MON PÈRE

Le Docteur J.-B. DEBAUGE

A MA MÈRE

Témoignage de profonde gratitude

M. le Dr Albertin, chirurgien des Hôpitaux, a bien voulu m'inspirer le sujet de ce travail et en diriger la rédaction. Je le remercie très sincèrement de ce fait, en même temps que de l'enseignement clinique si clair et si pratique qu'il m'a donné pendant le semestre que j'ai passé en qualité d'externe dans son service de la Charité.

M. le professeur agrégé Nové-Josserand, M. le Dr Adenot, M. le Dr Broca, chirurgien des Hôpitaux de Paris, avec une bienveillance dont je leur suis infiniment obligé, ont mis à ma disposition de très intéressantes observations qui m'ont été de la plus grande utilité.

M. le professeur Maurice Pollosson me fait le grand honneur de présider la soutenance de cette thèse ; je le prie de croire à mes sentiments reconnaissants.

Durant deux années d'externat passés dans les hôpitaux de Lyon, auprès de MM. Vincent, Albertin, Gayet, Audry, Gailleton, qui ont été successivement mes chefs de service, j'ai trouvé l'accueil le plus sympathique, de savantes leçons et de beaux exemples de conscience et de dévouement que je n'oublierai jamais.

A M. le Dr Bordier, à MM. Girard, Porte, Perriol, Comte et Jaquemet, qui furent mes premiers maîtres à l'Ecole de médecine de Grenoble, j'adresse un respectueux souvenir.

Enfin, parmi ceux qui m'ont témoigné de l'affection et se sont intéressés à mes efforts, je tiens à remercier très spécialement mon parent, le Dr H. Debauge, dont l'amitié, dans les bons comme dans les mauvais jours, ne m'a jamais fait défaut

INTRODUCTION

Le but que je me suis proposé dans ce travail que je soumets à l'appréciation de mes maîtres a été d'étudier, d'après dix observations, l'allure un peu spéciale que présente chez l'enfant le rétrécissement cicatriciel de l'œsophage. J'ai indiqué à l'article *Traitement* quelques points de technique opératoire qui, je l'espère, pourront être utilisés dans la pratique.

Quelques notions, aussi sommaires que possible, de la physiologie et de l'anatomie de l'organe m'ont paru utiles à rappeler avant l'étude de la lésion elle-même.

CONTRIBUTION A L'ÉTUDE

DU

RÉTRÉCISSEMENT CICATRICIEL

DE L'ŒSOPHAGE

CHEZ L'ENFANT

CHAPITRE PREMIER

ANATOMIE ET PHYSIOLOGIE

Les différences entre l'œsophage de l'enfant et celui de l'adulte sont surtout relatives aux dimensions ; toutefois, il est nécessaire, avant d'aborder notre sujet, de rappeler brièvement les rapports de cet organe, dont la connaissance exacte trouve une application constante dans le diagnostic et le traitement de la lésion qui fait l'objet de cette étude.

Sous la forme d'un conduit musculo-membraneux aplati, l'œsophage s'étend entre le pharynx et le cardia ; sa projection sur la colonne vertébrale, dont il est séparé par un tissu conjonctif lâche, répond, à son origine, dans la position normale de la tête, au corps de la septième vertèbre cervicale, à sa terminaison à la onzième vertèbre dorsale.

Sa direction, qui, pratiquement pour le cathétérisme, est considérée comme rectiligne, est en réalité légèrement oblique de haut en bas et de droite à gauche, avec une déviation peu accusée de gauche à droite due à la crosse de l'aorte.

Le voisinage de la trachée-artère constitue sur toute son étendue, en avant de l'œsophage, un rapport très important et qui se continue en bas inclusivement jusqu'à l'origine de la bronche gauche. Sur une grande partie de son trajet cervical, la trachée est légèrement débordée à gauche par l'œsophage ; cette particularité est utilisée dans l'opération de l'œsophagotomie externe.

Ce rapport entre les deux organes est très immédiat ; seule les sépare une couche cellulaire lâche au milieu de laquelle sont noyées quelques fibres musculaires et élastiques : ceci nous explique la facilité et la fréquence des fausses routes créées dans les voies respiratoires au cours d'un cathétérisme explorateur ou thérapeutique, accident favorisé encore par ce fait que la portion de la trachée tangente à l'œsophage se trouve être la partie fibreuse qui est la moins résistante ; la présence, dans l'atmosphère cellulo-graisseuse des deux conduits, de quelques faisceaux musculaires, tels que le muscle broncho-œsophagien et le faisceau pleuro-œsophagien, ne présente pour notre sujet aucun intérêt.

Il n'en est pas de même des nombreux et importants vaisseaux sanguins qui, soit au cou, soit dans le médiastin, créent autour de l'œsophage une zone dangereuse pour l'opérateur.

Au cou, en plus des carotides relativement assez éloignées, nous signalerons l'artère thyroïdienne inférieure et la veine jugulaire interne. Dans le médiastin, les gros vaisseaux, partant du cœur ou y aboutissant, passent au voisinage de l'œsophage ; c'est d'abord l'aorte, dont la crosse au niveau de la troisième vertèbre dorsale le croise d'avant en arrière, pour suivre ensuite un trajet qui lui est parallèle, et enfin au niveau de la dixième vertèbre dorsale lui devenir tout à fait postérieure.

Dans cette région postérieure et remontant beaucoup plus haut qu'elle, jusqu'à la quatrième lombaire, nous trouvons en plus de l'aorte le canal thoracique, les veines azygos et les artères intercostales.

La crosse de la grande veine azygos donne à droite, au niveau de la quatrième vertèbre dorsale, un rapport analogue à celui établi à gauche par la crosse de l'aorte.

Au niveau de la bifurcation des bronches, le groupe ganglionnaire inter-brachéo-bronchique de Barety unit l'œsophage aux gros vaisseaux de la base du cœur et, un peu plus bas que ce hile vasculaire, ces rapports deviennent immédiats par le cul-de-sac de Haller entre le péricarde et l'œsophage qui devient ainsi contigu à l'oreillette gauche.

Dans son passage à travers le diaphragme, l'œsophage est complètement isolé par un cercle musculaire issu du diaphragme lui-même et avec lequel sa tunique externe contracte des connexions très étroites.

Dans la cavité abdominale, conservant les rapports postérieurs déjà signalés, l'œsophage décrit un court trajet, recouvert seulement en avant par le péritoine et dissimulé par la masse du foie sous lequel il glisse au niveau du lobe de Spiegel.

De gros troncs nerveux sont à signaler dans le voisinage immédiat de l'œsophage : ce sont d'abord les récurrents qui, remontant au larynx, passent, le droit sur la face latérale droite, le gauche sur la face antérieure de l'œsophage ; puis les pneumo-gastriques qui, à la région cervicale, situés de chaque côté de l'œsophage, passent à sa partie inférieure, le droit en avant, le gauche en arrière de cet organe.

La longueur moyenne de l'œsophage chez l'adulte est évaluée à 25 centimètres.

Chez l'enfant, les chiffres varient sensiblement, suivant les auteurs. Voici les moyennes données par Klauss :

Nouveau-né	9 cm. 1/2
Enfant de 2 mois . . .	10 cm.
— de 6 mois . . .	13 cm.
— de 3 ans. . . .	20 cm. 1/2

Un moyen empirique donné par Klauss consiste à prendre une ligne partant du milieu du front et aboutissant à l'appendice xiphoïde plus 3 centimètres.

Les nombreux rétrécissements physiologiques de l'œsophage en font un conduit très irrégulièrement calibré et dont les dimensions varient entre ces deux chiffres: 14 millimètres diamètre transversal, rétrécissement cricoïdien en général le plus serré, et 22 millimètres diamètre le plus large dans un œsophage normal.

Lesbini établit ainsi les dilatations maxima dont est susceptible l'œsophage chez les jeunes sujets :

Enfant de 2 à 5 ans. .	13 millimètres	de diamètre.
— 5 à 8 ans. .	16 —	—
— 8 à 13 ans. .	18 —	—
— 13 à 15 ans. .	19 —	—

Ce sont là des moyennes peu précises et qui sont des indications assez vagues pour le chirurgien ; on ne peut, en effet, donner pour des enfants d'âge et de taille variables, des chiffres aussi exacts que pour l'adulte.

Nous remarquerons simplement que, dans nos observations, chez des enfants de cinq à six ans, les plus jeunes, au passage de sondes n° 30 de la filière Charrière correspondait un rétablissement presque complet de la perméabilité œsophagienne et que, pour une première exploration, l'emploi du n° 12 n'a donné lieu à aucun danger.

Rappelons sommairement la constitution histologique de l'œsophage. Une coupe antéro-postérieure de la paroi nous présente trois couches :

1° La muqueuse ;

2° La sous-muqueuse ;

3° La couche musculaire.

La muqueuse de coloration blanche, sauf à sa partie inférieure où la présence d'un réseau veineux abondant lui donne un aspect hyperhémique, est constituée par un épithélium, une couche dermique et des glandes.

L'épithélium pavimenteux stratifié est tout à fait analogue à celui de la bouche.

Le derme, qui mesure en moyenne $0^{mm},6$ d'épaisseur, ressemble beaucoup également au derme de la muqueuse pharyngienne ; composé d'éléments de tissu conjonctif et de formation lymphoïde, il présente des séries nombreuses de papilles faisant saillie à la surface de la muqueuse. A sa face profonde, le derme est séparé de la sous-muqueuse par une *muscularis mucosæ*.

La sous-muqueuse, constituée par un tissu conjonctif lâche, renferme de nombreuses glandes, glandes acineuses dont le cul-de-sac secréteur est tapissé de cellules à mucus et dont le tube excréteur, revêtu de cellules cylindriques basses, vient s'ouvrir à la surface libre de l'épithélium.

La couche musculaire est constituée par deux plans de fibres : les unes externes sont longitudinales, les autres internes sont circulaires ; ces divers éléments musculaires appartiennent tous au type strié dans le quart supérieur de l'organe ; il s'y mêle, à partir du deuxième quart, quelques fibres lisses qui, devenant de plus en plus nombreuses, ne tardent pas à se substituer complètement aux fibres striées dans la deuxième moitié.

Les artères de l'œsophage, d'origine diverse, constituent dans la couche musculaire, la sous-muqueuse, la *muscularis mucosæ* des réseaux plus ou moins distincts, mais dont les vaisseaux constitutifs sont en général peu volumineux ; à ces plexus artériels correspondent des réseaux veineux, dont un doit être signalé : c'est le plexus veineux sous-muqueux qui, à la partie inférieure de l'organe, est plus particulièrement développé. Les nerfs fournis par le pneumogastrique et le grand sympathique se terminent dans deux plexus : l'un situé entre les deux plans de la tunique musculeuse, l'autre dans la couche sous-muqueuse.

Sans vouloir entrer dans l'étude approfondie des fonctions et des propriétés de l'œsophage, nous rappellerons que l'œsophage est doué, comme la plupart des organes splanchniques, d'une sensibilité obtuse à l'état normal, mais susceptible de s'exaspérer sous une influence pathologique ; que, au point de vue de sa fonction, si la progression des aliments solides s'y accomplit lentement, grâce à un péristaltisme spécial bien décrit par les auteurs, les liquides le traversent brusquement, lancés par le pharynx et sans qu'aucune contraction de l'organe lui-même ne soit nécessaire.

Toutes ces notions trouvent leur application dans l'étude des rétrécissements cicatriciels de l'œsophage qui va constituer la deuxième partie de ce travail.

CHAPITRE II

ÉTIOLOGIE ET SYMPTOMES DU RÉTRÉCISSEMENT CICATRICIEL DE L'ŒSOPHAGE

Parmi les causes du rétrécissement cicatriciel de l'œsophage, celle qui, par ordre de fréquence, occupe la première place, est incontestablement l'ingestion de liquides caustiques ; dans toutes nos observations, les faits se produisent de la même façon : un enfant altéré ou gourmand se précipite sur une bouteille où il pense être contenue une boisson et avidement en absorbe une gorgée. Une sensation spéciale, mais qui n'est pas toujours immédiatement douloureuse (un petit malade que nous avons pu interroger était très explicite à ce sujet), fait aussitôt reconnaître l'erreur et rejeter la partie du liquide qui n'a pas encore été déglutie.

Nous pensions pouvoir faire sur la nature du liquide quelques remarques intéressantes, mais les parents du malade renseignent peu ou mal à cet égard; ils induisent le médecin en erreur en désignant, par des noms plus ou moins chimiques, des mélanges d'acides ou de bases dont ils ignorent le titre et même la composition.

M. Albertin a fait analyser un liquide qui est spécialement utilisé dans le Midi de la France pour traiter les olives ; la solution, au point de vue chimique, était de la lessive de soude à parties égales.

Trois enfants venant de la même région ont été, à

peu près à la même période de l'année, soignés dans les hôpitaux de Lyon pour des rétrécissements graves de l'œsophage, consécutifs à l'ingestion de ce liquide ; c'est là un danger tout local qui mérite d'être signalé à ceux qui ont la garde de l'hygiène publique.

La potasse caustique est très souvent une cause d'accidents.

Les solutions sont plus ou moins concentrées, suivant l'usage auquel on les destine ; ceci peut nous expliquer, indépendamment de la quantité absorbée, la gravité bien différente des lésions produites. On peut en dire autant de la soude caustique.

Dans une observation, enfin, nous trouvons signalé l'acide sulfurique ; mais, étant donné la puissance caustique de ce liquide et la bénignité relative de la lésion qu'il a provoquée, nous pensons que la solution devait être fortement étendue d'eau, ou mieux encore que la sensation douloureuse immédiate de brûlure a réduit l'ingestion au minimum.

Cette étude étant essentiellement basée sur des observations, nous ne ferons qu'énumérer les autres causes de rétrécissement cicatriciel de l'œsophage, dont nous n'avons trouvé aucun exemple dans la pratique infantile récente des chirurgiens lyonnais. Ce sont, par ordre de fréquence : les corps étrangers qui agissent, soit par eux-mêmes, soit par les plaies que font les manœuvres pratiquées pour les extraire ; la variole, la diphtérie, l'action du tartre stibié, toutes ces causes ont un même mécanisme, elles déterminent un processus cicatriciel ; elles sont infiniment moins fréquentes que les brûlures par liquides caustiques.

Immédiatement après l'ingestion du liquide apparaissent des symptômes graves : ce sont de vives douleurs dans la bouche, le long de l'œsophage, au creux épigastrique des vomissements, quelquefois de sang pur, d'autres fois de liquide sanguinolent ; l'état général est inquiétant, les syncopes fréquentes. Cet état de choses dure deux ou trois jours au plus et bientôt lui succède une période marquée par des phénomènes d'irritation du tube digestif, dysphagie douloureuse, stomatite, puis, le plus souvent, tout rentre dans l'ordre et, pendant quinze, vingt jours, trois mois même, une observation donne ce délai, le malade peut se croire complètement guéri.

Cet intervalle joue certainement un grand rôle dans la marche consécutive de l'affection ; il trompe en effet un entourage non prévenu et, plus tard, quand apparaissent les phénomènes de dysphagie peu accusés marquant le début du rétrécissement vrai, les parents, longs à s'inquiéter, perdent un temps précieux.

La marche de l'affection est en général lente, c'est d'abord une vague difficulté à avaler, difficulté qui augmente de plus en plus ; le pain est l'aliment qui passe le moins facilement.

Le rôle du spasme est considérable et modifie beaucoup la fonction physiologique de l'œsophage.

Pendant un, deux jours, un petit malade, dont la veille la déglutition était simplement gênée, ne peut plus rien absorber, pas même les liquides ; puis, brusquement, la dysphagie disparaît ; ces alternatives se succèdent pendant un temps plus ou moins long, mais aboutissent toujours à une période où le rétrécissement ne cède plus. Si on a laissé les choses en arriver à ce point, l'enfant se présente alors dans un état lamentable : amaigri, cachectique, la salive s'écoule continuellement de ses lèvres et, pour calmer une soif ardente, il en est réduit à se gargariser avec d'énormes quantités d'eau ; les lavements alimentaires le soutiennent difficilement. On comprend bien alors l'hésitation des parents et même du chirurgien à tenter quelque chose dans des circonstances aussi précaires.

Nous allons, par l'étude des observations, indiquer brièvement quelle peut être la conduite du praticien en présence de ces deux cas : ou bien le rétrécissement est peu avancé, la perméabilité, quoique réduite, existe cependant ; ou bien la sténose est absolue, rien ne passe depuis longtemps déjà ; l'état du malade est des plus graves et commande une intervention immédiate.

CHAPITRE III

TRAITEMENT

PREMIÈRE PARTIE

1. — **Cathétérisme explorateur.**
2. — **Dilatation progressive.**

Si, dans les premiers jours qui suivent l'ingestion du liquide caustique, à la période en quelque sorte aiguë de l'affection, le cathétérisme explorateur est une manœuvre très imprudente, il constitue, au contraire, la première indication à remplir, lorsque l'accident s'est produit déjà depuis un temps assez long, et que l'enfant ne présente plus aucun phénomène d'irritation des voies digestives supérieures.

Que le cathétérisme soit un simple moyen d'exploration ou qu'on veuille en faire le premier temps d'un traitement à longue échéance, la technique est toujours la même ; la voici telle que nous l'avons vue pratiquée par M. le Dr Albertin.

Si l'enfant n'est pas anesthésié pour éviter tout mouvement intempestif, on le placera entre les jambes d'un aide assis sur une chaise ; les jambes croisées retiendront celles de l'enfant. De la main gauche, l'infirmier maintiendra les mains de l'enfant, tandis que de sa main droite placée sur le front il relèvera la tête et l'appliquera contre sa poitrine ; il est bon de recouvrir les yeux d'une compresse.

A l'aide d'un écarteur en bois, plutôt rond et au moins

du volume du pouce ou d'un manche en bois d'instrument quelconque, on maintiendra les mâchoires écartées; l'écarteur sera solidement maintenu en place pour éviter soit les morsures des doigts de l'opérateur, soit la section des sondes. Certains enfants indociles font un véritable massacre de sondes à chaque séance.

La sonde sera conduite de façon à franchir l'orifice supérieur de l'œsophage et, à ce moment, on marquera un temps d'arrêt pour être bien sûr d'avoir évité le larynx. Cette fausse route provoquerait d'ailleurs des efforts avec accès de toux qui préviendraient l'opérateur.

Une fois dans l'œsophage, on sera très prudent, surtout au niveau du lieu d'élection du rétrécissement qui sont soit la région rétro-sternale au niveau de la fourchette, soit un peu au-dessus du cardia.

Pour une première exploration, M. le Dr Albertin utilise des sondes moyennes correspondant aux nos 10, 11, 12, de la filière Charrière ; ce sont, pour les enfants au-dessous de sept ans, de simples sondes urétrales coniques en gomme ; pour des enfants plus grands, on pourra soit faire fabriquer des sondes plus longues, soit utiliser celles de Bouchard ; le volume de ces sondes permet, lorsqu'elles s'arrêtent, de repérer le siège du rétrécissement ; pour essayer de le franchir, on aura recours d'abord aux sondes filiformes de résistance moyenne.

Comme pour l'urètre, on pourra donner aux sondes une inflexion hélicoïdale, ou en faire cheminer plusieurs parallèlement.

L'exploration d'un conduit naturel, rétréci en certains points, constitue une véritable séance d'exploration géographique et l'opérateur doit noter toutes les impressions du doigt tenant le cathéter, remarquer quelle est la manœuvre qui lui permettra de franchir tel ou tel point pour pouvoir l'employer à la séance suivante.

Aussi bien, et peut-être plus pour l'œsophage que pour l'urètre, il faut arriver à connaître sur le bout du doigt, c'est bien le cas de le dire, la topographie du conduit pathologiquement déformé et rétréci.

Lorsqu'une bougie aura franchi le rétrécissement, il faudra essayer de la laisser en place quelques instants et, pour cela, exhorter l'enfant au calme et à la patience.

L'absence d'une dent permettra de loger la sonde dans l'espace pour éviter qu'elle ne soit coupée.

On apprendra à l'enfant à respirer par le nez pendant le cathétérisme. Il faudra prendre soin de l'aider à se débarrasser des glaires et des mucosités qui, en quantité excessivement abondante, remplissent le pharynx, la bouche et les fosses nasales du sujet et lui font craindre de ne pouvoir respirer. Du reste, il arrive très vite à faire son éducation dans ce sens, et se libère seul, sans le concours de l'opérateur qui n'est plus gêné pour le cathétérisme.

Il faudra obtempérer au désir de l'enfant, de se reposer, car les séances sont très fatigantes à cause des efforts et des troubles respiratoires qu'elles déterminent. Inutile de dire que l'enfant aura été débarrassé de tout vêtement qui pourrait gêner la poitrine et le cou. Une abondante sudation étant le plus souvent déterminée, on évitera avec soin toute cause de refroidissement autour du petit malade.

L'attitude de l'opérateur à l'égard de l'enfant devra être énergique, sans être brutale ; car, d'emblée, il faut prendre sur lui une autorité telle qu'il préfère bientôt se prêter de bonne grâce à l'opération plutôt que de s'exposer à être maintenu par force.

Il ne faut en rien céder aux caprices dans la première séance, autrement, le malade devient inabordable et le succès du traitement est bien compromis.

Quand, après avoir avec beaucoup de patience fait une série de cathétérismes partiels, on aura enfin franchi l'œsophage dans toute sa longueur, il faudra soigneusement mettre à part la bougie qui aura effectué le trajet entier, et c'est à elle qu'il faudra recourir au début de la séance suivante.

Dans les premiers temps, sauf le cas où une contre-indication quelconque, douleur vive, hémorragie avec réaction fébrile, commanderait l'abstention, les séances auront lieu tous les trois jours.

Plus tard, lorsque les cathétérismes devenus plus faciles pourront être méthodiquement poursuivis, on se basera beaucoup pour les renouveler sur l'influence qu'ils auront sur la marche de la maladie, ils seront rapprochés, si, dans leur intervalle on remarque que le canal a des tendances à s'obstruer ; on les espacera, au contraire, si la lésion semble, sans leur concours, s'améliorer d'elle-même.

Quelquefois, dès la première séance, l'anesthésie générale est imposée par l'indocilité et la résistance extrêmes du sujet ; pratiquée comme nous allons l'indiquer, elle n'a jamais causé d'accidents, elle a l'avantage de supprimer le spasme qui joue un rôle considérable chez l'enfant.

Toutefois, en l'utilisant, on se prive du concours d'un

excellent guide qui est le malade lui-même, on ne devra pas se départir d'une extrême prudence et garder un doigté éveillé, de manière à ne pas faire de fausses routes.

Actuellement, en chirurgie d'enfants, les chirurgiens lyonnais, MM. Albertin, Nové-Josserand, Tixier, Bérard, ont adopté le chlorure d'éthyle pur ou kélène comme anesthésique général pour une foule de recherches et d'examens pouvant être pratiqués rapidement ; la narcose dure, en effet, de trois à six minutes qui, bien employées, permettent de faire beaucoup de choses.

A défaut de l'appareil spécial, masque de Shmulmeister, on pourra employer une sorte de cupule faite avec un mouchoir plié *ad hoc* et au sommet de laquelle on intercale un petit bloc de coton, imprégné de 10 centimètres cubes de kélène qu'on applique sur l'orifice bucco-nasal.

Le goût peu désagréable du chlorure d'éthyle le fait mieux accepter par les enfants que le chloroforme ou l'éther.

Toutefois, à défaut du premier, il ne faudrait pas craindre de recourir à l'un de ces deux anesthésiques. Ce n'est guère, d'ailleurs, qu'à la première séance que ce procédé sera imposé : dans sa pratique, M. Albertin a vu, en général, les enfants les plus rebelles dominés par ce moyen se prêter de bonne volonté à toutes les manœuvres plutôt que d'être anesthésiés une seconde fois.

Voilà donc le cathétérisme complet de l'œsophage effectué, la répétition s'en fait assez facilement, la dilatation progressive permettra au chirurgien de rétablir peu à peu le calibre du conduit rétréci. A chaque séance, on s'efforcera de faire passer des bougies d'un, deux et trois numéros plus élevés. Il ne faut pas faire de la dilatation brusque, mais très lentement progressive. Ce n'est que lorsqu'on arrive vers les séries volumineuses des bougies que l'on peut aller un peu plus vite.

Le cathétérisme, toutes les fois qu'il est possible, est bien le traitement le plus simple du rétrécissement cicatriciel de l'œsophage.

DEUXIÈME PARTIE

3. — Gastrostomie.
4. — Cathétérisme rétrograde.

Dans certains cas (voir obs. VI, VII, VIII, IX et X), le cathétérisme par la voie bucco-pharyngienne est impossible ; la difficulté de l'alimentation est telle que la cachexie s'accentue et menace la vie du malade. Il faut alors se résoudre à la gastrostomie.

Pour effectuer cette opération, quel procédé devra-t-on employer ? Doit-on chercher à avoir une fistule continente et donner la préférence au procédé de Fontan, qui paraît réaliser ce but ?

Si on renonce définitivement à rétablir la perméabilité de l'œsophage, si on abandonne tout espoir de voir l'alimentation se faire par la voie bucco-œsophagienne, on peut adopter cette méthode.

Mais, si nous examinons les observations où la gastrostomie a été pratiquée, nous voyons que, dans la plupart de ces cas, soit spontanément, soit sous l'influence de cathétérismes redevenus possibles, la perméabilité de l'œsophage se rétablit progressivement : si cela est vrai chez l'adulte, cela nous paraît encore plus sûrement devoir se réaliser chez l'enfant, à cause de la dilatation spontanée qui ne peut manquer de se faire sous l'influence de la croissance de l'œsophage et de son adaptation au niveau des points rétrécis par l'expansion des ponts de muqueuse restée saine.

Aussi, croyons-nous que la gastrostomie doit être faite en vue de remplir deux indications : premièrement, alimenter le malade pour éviter la mort par inanition ; deuxièmement, faire le cathétérisme rétrograde qui doit être possible et efficace

Il y a lieu, dès lors, d'examiner si la présence d'une fistule stomacale plus ou moins tortueuse, de calibre réduit, ne sera pas un obstacle à la pratique du cathétérisme rétrograde.

Dans l'observation déjà citée, M. le Dr Albertin n'a pu faire le cathétérisme du cardia qu'à l'aide de l'index profondément introduit dans la cavité stomacale jusqu'à cet orifice.

Dans l'observation de M. Nové-Josserand, ce praticien, assisté de M. Rochet, un habile chirurgien familiarisé avec la pratique du cystoscope et du cathétérisme urétral, n'a pu, aidé de la cystoscopie, parvenir à cathétériser le cardia.

Il serait peut-être préférable, à notre avis, de faire à la paroi stomacale une ouverture assez grande pour permettre l'introduction de l'index. Rien, d'ailleurs, ne s'oppose à ce que, après l'ouverture de l'estomac, on tente immédiatement le cathétérisme rétrograde

Si on le réussit d'emblée, il faudra faire sortir la sonde par la voie buccale, ce qui est plus difficile, de façon à mettre à demeure un fil de soie qui deviendra le fil d'Ariane pour les cathétérismes suivants

Si le fil peut-être placé au moment où l'on fait la gastrostomie, on pourra de beaucoup rétrécir l'ouverture stomacale, de façon à ce que, seules, puissent passer les sondes introduites dans le circuit lors des cathétérismes consécutifs.

Si on ne peut réaliser le passage complet, il faut laisser dans l'extrémité inférieure de l'œsophage, une sonde filiforme qui permettra au chirurgien de s'orienter pour retrouver le cardia et compléter le cathétérisme rétrograde.

M. le Dr Albertin préconise l'emploi de cathéters rigides, hystéromètres, bougies Benique fines et droites, pour retrouver le cardia et préparer le passage aux bougies filiformes en gomme. Ces bougies doivent être rigoureusement coniques, sans renflement olivaire, surtout pour les rétrécissements un peu serrés.

Elles doivent être maniées avec la plus grande prudence pour ne pas perforer la muqueuse œsophagienne.

Il y a lieu, pour savoir si la bougie chemine bien dans la voie, de tenir grand compte des sensations du malade.

Lorsque les bougies franchissent le rétrécissement en le dilatant, les malades accusent une sensation douloureuse spéciale, s'irradiant dans les points voisins du thorax.

La petite malade de l'observation IX renseignait parfaitement sur la réussite ou l'insuccès du cathétérisme.

L'introduction à demeure, dans un œsophage rétréci, d'un fil conducteur entrant par la bouche ou la narine et ressortant par la fistule stomacale, constitue un procédé que nous n'avons trouvé décrit nulle part, et qui, pour le malade de l'observation IX, a rendu à M. le Dr Albertin de réels services.

Le fil étant en place, il suffit, à chaque séance de cathétérisme d'attacher son extrémité supérieure, issue de la bouche ou de la narine, à l'extrémité fine de la sonde, l'autre extrémité sera fixée au fil sortant par la fistule gastrique : un petit artifice, qui a pour but d'éviter tout ressaut sur la longueur de la sonde, est utilisé pour ce dernier temps : on sectionne le pavillon de la sonde et, dans sa cavité, on introduit le fil qui sera maintenu par un tampon d'ouate ou de gaze. Ce système devant être soumis à des tractions assez énergiques sera très solidement établi : ceci fait, on a un circuit complet constitué par un fil occupant toute la longueur de l'œsophage et rattaché par ses extrémités issues l'une du nez, l'autre de l'estomac à une sonde située à l'extérieur. Il suffira alors, par des tractions lentes et régulières faites sur l'extrémité gastrique du fil de retirer celui-ci de l'œsophage pour y substituer la sonde que ce même mouvement y aura attiré. Après l'y avoir laissé tout le temps jugé nécessaire, on la retirera par la fistule, lui faisant ainsi parcourir toute la longueur de l'œsophage rétréci.

Il est inutile de dire que, lorsque la sonde est sortie, le fil a repris sa place dans l'œsophage où il se trouve ainsi tout placé pour la séance suivante. En le faisant sortir par la narine, on évite à l'enfant la tentation de le mâcher ou de le déglutir ; placé sur l'oreille pendant la journée, à la façon d'un cordon de lorgnon, il n'occasionne aucune gêne et est parfaitement supporté.

Il suffit d'avoir assisté une seule fois à ces séances si pénibles pour le sujet, si décourageantes pour l'opérateur où un œsophage qui paraissait quelques jours auparavant devoir être facilement franchi, demeure plus fermé que jamais pour apprécier les avantages très réels du procédé que nous venons d'indiquer ; grâce à lui, on évite d'abord une perte de temps considérable, on a la possibilité de conduire à volonté un traitement méthodique et la certitude de traverser l'œsophage sans faire de fausses routes.

On conçoit facilement que, suivant ces indications, l'opérateur pourra tout aussi bien, par ce procédé, diriger la sonde de bas en haut et lui faire parcourir de l'estomac à la bouche toute la longueur de l'œsophage.

CHAPITRE IV

RÉSULTATS OBTENUS

Si, après avoir étudié ces méthodes de traitement, nous considérons les résultats, nous nous trouvons en présence d'une statistique encourageante : sauf dans un cas, où, certainement, une maladie intermittente a augmenté les risques de mortalité, nous n'avons pas de décès.

En effet, ainsi que M. le Dr Adenot le disait à la Société de chirurgie de Lyon, 20 avril 1903, le pronostic du rétrécissement cicatriciel de l'œsophage chez l'enfant, doit être, toute chose égale, plus favorable que chez l'adulte. La croissance de l'œsophage augmente nécessairement son calibre, même s'il est déformé et rétréci, et, les tissus ont, chez l'enfant, une vitalité extrême, qui peut permettre une réparation et des assouplissements inattendus. M. le Dr Albertin donne l'explication suivante de cette plus grande chance de perméabilité de l'œsophage de l'enfant ; dans un œsophage brûlé par le caustique, il reste toujours des zones non atteintes, sous forme de bandes plus ou moins larges et disposées parallèlement au canal ; ces bandes saines, si petites que soit leur étendue, continuent à s'accroître et à suivre l'organe dans son développement physiologique, augmentant ainsi chaque jour la proportion de tissu normal de l'organe.

C'est là une ressource absente chez l'adulte, et dont bénéficie pleinement l'enfant.

L'étude des observations nous montre deux catégories de faits :

Les uns, de gravité moyenne n'ayant pas nécessité la gastrotomie (obs. I, II, III, IV, V) ; à ceux-là, des séances de cathétérismes régulièrement et méthodiquement appliquées ont été nécessaires pendant un temps variable de trois à huit mois, il a même fallu parfois y revenir à la suite de réapparition tardive du spasme, mais, en somme, la guérison a été complète dans tous les cas.

Chez cinq autres malades, beaucoup plus grièvement atteints ou plus tardivement soignés, on a été obligé de pratiquer la gastrostomie.

Dans deux observations, VI, VII, l'intervention sur l'estomac a eu pour résultat de nourrir le malade en attendant la disparition des phénomènes spasmodiques de l'œsophage ; ceux-ci, soit sous l'influence de cathétérisme direct, soit d'eux-mêmes, se sont amendés après un temps plus ou moins long, trois jours, un mois avec récidives assez fréquentes dans un cas ; néanmoins, le résultat définitif est bon, puisque les deux enfants, à l'heure actuelle ne se ressentent nullement de leur terrible accident.

Dans deux autres cas (obs. VIII, IX), la gastrostomie a été suivie de tentatives de cathétérisme rétrograde.

Dans ces cas, ces tentatives ont été couronnées de succès ; et, grâce au dispositif ingénieux de M. Albertin, dispositif qui favorise singulièrement les tentatives consécutives, il est à prévoir que l'amélioration considérable déjà constatée se transformera en une guérison définitive. Chez le malade, qui ne put être cathétérisé par voie rétrograde, la gastrotomie a substitué une longue survie et des conditions d'existence presque normales à une fin imminente.

Nous basant sur ces données, nous concluons donc :

Dans les cas analogues à la première catégorie d'observations, le praticien devra s'armer de beaucoup de patience et prévenir la famille de la nécessité d'un traitement très long, traitement qui, d'ailleurs, dans certains milieux, pourra être continué par une personne intelligente de l'entourage, à laquelle la technique en aura été enseignée. On préviendra également de la réapparition possible du spasme, réapparition brusque, parfois très tardive, mais d'autant moins grave et fréquente qu'on s'éloigne davantage du début de l'affection.

Dans les formes graves, même avec cachexie avancée, on n'oubliera pas que la seule chance de salut est dans une intervention sanglante immédiate, actuellement peu dangereuse, qui sera, au pis aller, un traitement d'expectative et, dans la majorité des cas, le premier temps d'un traitement curateur.

OBSERVATIONS

OBSERVATION I

(De M. le Dr Albertin.)

Marcel S..., six ans.

Le 12 avril 1902, l'enfant avale par mégarde environ un verre à liqueur d'une solution de potasse, qui sert aux doreurs à enlever les vieilles dorures.

Immédiatement, douleurs très vives, état syncopal, vomissements.

Pour tout traitement, on donne un peu de lait.

La bouche est remplie de lambeaux de muqueuse. Toute la nuit, l'enfant vomit, mais peut cependant absorber un peu de lait.

Durant la semaine qui suit, l'enfant, en plusieurs fois, vomit des matières noires et fétides : une seule fois, il a eu un vomissement de sang rouge, mais peu abondant.

Au bout de quinze jours, l'enfant est allé mieux, a pu se lever, boire du lait, du chocolat et des œufs crus. A partir du vingt et unième jour, les œufs ne passent plus.

Pendant une période de huit mois, l'enfant est exclusivement nourri d'aliments liquides : potages de farine, chocolat, lait, etc.....

L'état général n'est pas très bon, l'enfant a maigri sensiblement : un séjour à la campagne l'a un peu amélioré.

Le 18 octobre 1902, l'enfant est montré à M. Albertin.

On passe des sondes filiformes trois fois par semaine.

Les premières séances de cathétérisme ont été pénibles, l'enfant était très effrayé, mais ne paraissait pas souffrir.

Le 28 octobre 1902, on passe la sonde n° 8.

Le 31 octobre, les 5, 7, 10, 20, 24 novembre, les 5, 10 et 16 décembre, on passe la sonde n° 15.

Jusqu'au 4 décembre l'enfant ne peut prendre que des potages liquides e tdu lait. A partir du 5 décembre, il prend des panades.

Le 22 décembre, on passe la sonde n° 18 et, à partir de ce moment, l'enfant prend des œufs.

Janvier 1903. — N°s 18 à 23. Une séance tous les jours. Alimentation variée.

Mars, avril 1903. — N°s 23 à 27, tous les dix jours.

Mai, juin, juillet 1903. — N°s 27 à 30, tous les dix à quinze jours. L'enfant mange à peu près tous les aliments.

OBSERVATION II

(De M. le Dr Albertin.)

G...; six ans.

Deux mois et demi auparavant, l'enfant a, par mégarde, bu de l'eau d'olive (soude diluée parties égales).

Immédiatement après, vomissements alimentaires.

Vomissements de la solution.

A été traité immédiatement par des ingestions d'huile, du blanc d'œuf battu dans de l'eau.

12 novembre 1901. — L'enfant, depuis huit jours, n'avale presque plus rien.

13 novembre 1901. — Première tentative de cathétérisme : enfant très indocile, doit être anesthésié au *kélène*.

Une sonde à bout olivaire ne passe pas; mais le cathétérisme est possible avec une sonde rigoureusement conique filiforme. On constate derrière le sternum un rétrécissement assez serré.

Les séances, répétées tous les trois jours, permettent, après douze jours, le passage du n° 10.

Pendant un mois à partir de cette date, les séances sont répétées tous les trois jours et se font facilement, sans anesthéthésie.

13 décembre 1901. — L'enfant est ramené dans sa famille ; on peut lui passer la sonde n° 20. La santé générale est bonne, la déglutition des solides, quoique plus gênée que celle des liquides, se fait assez facilement.

20 juin 1903. — L'enfant auquel, de temps en temps, une fois par mois environ, un médecin passe le catéther n° 32, par simple contrôle, est complètement rétabli et ne se ressent nullement de son accident.

OBSERVATION III

(de M. Nové-Josserand.)

T..., Jean, douze ans et demi, entré dans le service le 31 octobre 1899.

Cinq semaines auparavant, le petit malade a avalé de l'acide *sulfurique*. Immédiatement après, vomissements et expectoration très abondante.

Depuis trois jours, le malade rejette tout ce qu'il prend.

Un médecin l'aurait sondé deux fois.

Un cathétérisme explorateur permet de constater un rétrécissement à 32 centimètres des arcades dentaires.

Le n° 12 passe facilement.

— 14 passe facilement.

— 16 serré.

— 18 serré.

— 20 très serré.

— 22 ne passe pas.

2 novembre. — Séance de sondage.

3 novembre. Séance de sondage. Le malade ne vomit plus,

mange de la purée de pommes de terre, des potages, ne souffre pas.

A son arrivée, le malade n'avalait pas du tout.

9 novembre. — On passe le n° 19.

16 novembre. — On passe le n° 23.

L'enfant est emmené dans sa famille, où, pendant quelque temps encore, on lui fait des séances de cathétérisme.

15 juin 1903. — Une lettre des parents nous annonce qu'il est complètement guéri et qu'il ne se ressent en aucune façon de son accident.

OBSERVATION IV

(Service de M. Nové-Josserand.)

F..., Paul, quatre ans.

2 octobre 1901. — Il y a six semaines, l'enfant a avalé de la potasse caustique ; il a vomi d'abord beaucoup de sang pendant sept à huit jours, il n'a rien pu avaler ; la muqueuse buccale a desquamé, mais il n'y a pas eu d'escarres.

Pendant une quinzaine de jours, il a avalé à peu près normalement, puis, peu à peu, il en est arrivé à ne pouvoir avaler que des liquides.

Le cathétérisme, pratiqué avant l'entrée du malade dans le service, a fait constater la présence d'un rétrécissement à la partie moyenne de l'œsophage.

Phénomènes d'excitation nerveuse intense chez l'enfant depuis l'accident.

3 octobre 1901. — Cathétérisme explorateur sous anesthésie : les bougies fines passent facilement, le n° 17 ne peut passer et fait un peu saigner.

18 octobre 1901. — On passe, toujours sous anesthésie, des sondes jusqu'au n° 20.

28 novembre 1901. — Depuis six jours environ, l'enfant a beaucoup de difficulté à absorber des aliments solides. Il a fréquemment, dans la journée et dans la nuit, des vomisse-

ments de mucosité non sanguinolents. Il est impossible de passer une sonde d'un numéro supérieur à 13 ; on laisse cette dernière quelques minutes, l'enfant rejette des mucosités et la coupe avec les dents.

30 novembre 1901. — On passe le n° 14, qu'on laisse quelques instants.

6 décembre 1901. — On passe le n° 14.

10 — — — —

14 — — — —

17 décembre 1901. — Anesthésie à l'éther. On passe le 15 et le 16.

26 décembre. — Anesthésie à l'éther. On passe le 14, le 15 et le 16 (difficilement).

2 janvier 1902. — On passe le 15 et le 16.

4 janvier. — On passe le 14 et le 15.

13 janvier. — On passe le 16.

Tous les deux ou trois jours, on passe le 15, le 16, et quelquefois le 17.

En septembre 1902, l'enfant est revu par les Drs Nové-Josserand et Albertin, qui constatent que la dilation peut se pousser plus activement. Le médecin traitant continue le cathétérisme.

Le médecin de l'enfant nous écrit, à la date du 25 juin 1903, que l'enfant mange assez facilement et qu'on lui fait tous les quinze jours une séance de cathétérisme. Actuellement, le n° 32 de la filière Charrière passe facilement.

L'état général est bon.

OBSERVATION V

(De M. Nové-Josserand.)

B..., Anna, six ans et demi.

Il y a trois mois, l'enfant avale une solution de soude caustique (quantité inconnue). Vomitif immédiatement.

Le lendemain et jours suivants, signes accentués d'irritation du tube digestif, coliques intenses, mal au creux épigastrique, glossite intense, pas de sang dans les selles ou les vomissements.

Traitée par mélange de citron et d'huile d'olive et mélange de vinaigre et blanc d'œuf.

Après les phénomènes aigüs du début et pendant un mois environ, l'enfant a pu avaler du pain ; mais, depuis deux mois, le lait, les liquides divers et les soupes de semoule seuls peuvent passer.

Amenée à ce moment à la Charité, on trouve un rétrécissement situé à environ 25 centimètres des arcades dentaires, ne laissant passer qu'une très petite sonde, mais pas d'*olive*. Deux séances de dilatation par semaine semblent améliorer la malade qui, cependant, depuis huit jours, avale très difficilement.

22 juin. — Le n° 15 des sondes de Bouchard passe, tandis que, la dernière fois, passait à peine le n° 14.

La malade est perdue de vue et n'a pu être retrouvée.

OBSERVATION VI

(Service de M. le Dr Nové-Josserand.)

J..., Auguste, cinq ans.

Entré le 1er octobre 1901.

Onze mois avant son entrée à l'hôpital, l'enfant a avalé par mégarde de l'eau d'olive (potasse) (1). Sur le moment, il a beaucoup souffert et la déglutition fut très difficile pendant une dizaine de jours. Après ce temps, il recommença à manger pendant un mois environ, puis il se mit à rejeter des glaires et, peu après, il lui fut impossible d'avaler des solides. Depuis

(1) Nous laissons à dessein cette indication qui se trouve dans l'observation et qui est une erreur ; elle confirme ce que nous avons dit plus haut : la difficulté d'obtenir des parents des renseignements sur la nature du liquide ingéré.

huit mois, l'enfant ne prend que des liquides et, depuis le mois de janvier, sa mère lui passe tous les trois jours une sonde fine.

A son entrée, depuis trois jours, le malade ne peut rien avaler.

Le cathétérisme explorateur montre un rétrécissement qui siège à 25 centimètres des arcades dentaires.

2 octobre. — Sous anesthésie, on arrive à passer une sonde n° 8. Le n° 9 ne passe pas. On laisse à demeure la sonde n° 8.

Les cathétérismes sont renouvelés tous les trois jours, jusqu'au 18 octobre.

Il a semblé, au début, qu'on pourrait dilater ; mais, après avoir gagné deux numéros, des spasmes empêchent de passer.

L'enfant maigrit, bien qu'il puisse encore s'alimenter un peu, surtout l'après-midi.

18 octobre. — Gastrostomie en un temps : l'estomac est ouvert le plus haut et le plus près possible du cardia, après avoir été fixé au péritoine par une couronne de suture à la soie.

Orifice muqueux très petit, suffisant pour laisser passer une sonde qu'on laisse à demeure pendant quarante-huit heures.

23 octobre 1901. — P = 11,500.

Du 18 octobre au 15 novembre, l'enfant est exclusivement nourri à la sonde, par la fistule gastrique. Son état général est plutôt mauvais. Le 15 novembre, les parents l'emmènent, pour, selon leur expression, qu'il meure chez eux. Toutefois, dès son arrivée, il peut avaler des liquides et, dès lors, ce sont des successions de périodes plus ou moins longues, pendant lesquelles tantôt il avale, tantôt on est obligé de le nourrir par sa fistule stomacale.

A Noël 1902, il a eu une période très mauvaise, mais, depuis, un mieux sensible s'est accusé et actuellement il se nourrit de potages, de purées, de viandes tendres, mais ne peut avaler de pain.

Les parents ont passé assez régulièrement des sondes du n° 8 au n° 15, mais jamais au delà.

Ils insistent, dans leurs lettres, beaucoup sur ce fait qu'à des périodes de dysphagie absolue succèdent brusquement des périodes où la perméabilité œsophagienne était complète, pour les liquides du moins.

En somme, actuellement, l'enfant ne souffre pas trop de son état, se nourrit et se développe bien ; il se nourrit exclusivement par la bouche.

OBSERVATION VII

(De M. le Dr Adenot.)

X..., dix ans.

Le 2 juillet 1902, l'enfant avale par mégarde une solution de potasse caustique, une gorgée environ.

Après quelques jours de souffrance, avec état général grave, l'enfant se rétablit, mais la déglutition ne tarde pas à devenir difficile, puis, à la fin d'août, totalement impossible : l'obstacle était devenu absolu.

Pendant plusieurs semaines, l'enfant ne but que de l'eau et, à la fin, l'eau même ne pouvait passer ; l'enfant se gargarisait avec des quantités énormes d'eau fraîche pour calmer sa soif ; il faisait passer par sa bouche jusqu'à 40 à 50 litres d'eau par jour, qu'il rejetait immédiatement.

La salive et des glaires abondantes rejetées à chaque instant souillaient continuellement les vêtements.

La maigreur et l'affaiblissement sont extrêmes.

Des cathétérisemes, tentés au mois de décembre 1902, avec et sans anesthésie, ne donnent aucun résultat.

4 décembre 1902. — A cette date, M. le Dr Adenot pratique une gastrostomie, suivant le procédé de Terrier : estomac très réduit de volume, mais facile à repérer ; on fixe la muqueuse stomacale à la peau. Injection sous-cutanée de sérum artificiel.

Le soir même, on commença à injecter du lait par la sonde. La faiblesse est extrême, l'enfant est assoupi. Pouls, 130.

5 décembre. — L'état est stationnaire : on injecte par la sonde du *lait*, du *café*, etc.... 30 à 40 grammes toutes les heures.

6 décembre. — Soif moins vive. Pouls 120 à 130, Pas de température.

7 décembre. — La sonde fonctionne bien, la soif a diminué, les liquides ne refluent pas. Injection par la sonde de 40 à 50 grammes de liquide toutes les deux heures.

L'injection est pratiquée avec beaucoup de lenteur pour éviter le reflux. En même temps, on administre des lavements d'eau et de lait, la sonde fonctionne bien. Tout à coup, l'enfant remarque qu'il ne crache presque plus de glaires ni de salive, la déglutition semble évidente. Pouls, 110 environ.

8 décembre. — Dans la journée d'hier, l'enfant a pu avaler quelques gorgées d'eau ; sa mère lui a laissé boire en plusieurs fois quelques gorgées d'eau gazeuse ; il en a résulté une tension de l'estomac, probablement ; quoi qu'il en soit, je trouve ce matin que tous les fils cutanés ont lâché et que la plaie est béante. Etat général bon. Température, 38°3.

9 décembre. — La déglutition s'améliore, le lait commence à passer. Il existe une petite fusée de suppuration sous la peau du ventre.

10 décembre. — L'abcès s'est étendu ; je place un drain avec contre-ouverture.

Les jours suivants, la plaie, qui s'est détergée peu à peu, a commencé à bourgeonner et à se rétrécir.

Pendant quelques jours, il s'est produit un reflux assez abondant des liquides, au moment des pansements principalement. La douleur provoquait sans doute quelques contractions de l'estomac. Néanmoins, la plus grande partie des aliments s'est conservée. La déglutition est devenue facile pour les liquides, le lait, le café, etc..., mais les purées ont été essayées sans succès. Un jour, en suçant une tranche d'orange, l'enfant avala un pépin qui ne put passer et provoqua des efforts de vomissements violents avec spasmes jusqu'à son expulsion. Tous les liquides de l'estomac furent rejetés également par la fistule à la suite de cet accident.

23 décembre. — L'enfant va beaucoup mieux. Les forces reviennent. Porté sur une balance, il pèse 26 kilogrammes, il a gagné 1 kg. 400 en vingt jours.

24 décembre. — L'enfant quitte la maison de santé ; il est transporté dans sa famille, où les pansements sont continués régulièrement.

24 janvier 1903. — Etat général très bon. La fistule a beaucoup diminué. L'enfant pèse 28 kilogrammes. La sonde a diminué de calibre, on passe un n° 14 ou 15, et je suis obligé de recommander à la mère de passer la sonde tous les jours. Il y a très rarement du reflux des liquides. La déglutition continue à être facile pour les liquides et commence à être possible pour les purées de pommes de terre, les œufs, etc... Les hachis de viande ne passent pas.

Février 1903. — L'enfant pèse 29 kilogrammes, va très bien, joue avec les enfants de son âge.

Avril 1903. — Poids, 30 kilogrammes. L'embonpoint a augmenté beaucoup ; les aliments hâchés passent facilement, le pain ne passe pas.

Depuis longtemps, la sonde est supprimée complètement, après des intermittences dans l'introduction. Il persiste une fistulette ponctiforme, par laquelle s'écoulent quelques gouttes d'un liquide plus ou moins louche.

La souplesse du ventre est parfaite.

De temps en temps, la déglutition s'accompagne de spasmes œsophagiens, quand un aliment n'est pas assez divisé. L'enfant est obligé de mâcher longtemps et de choisir ses aliments. A part ces inconvénients, la santé est des plus florissantes ; bien que l'enfant soit guéri, je ne cherche pas, pour le moment du moins, à faire fermer la fistulette, afin de pouvoir l'utiliser en cas d'incidents du côté de l'œsophage. Il est probable, d'ailleurs, qu'une pointe de feu suffirait à la faire disparaître.

OBSERVATION VIII

(Prise dans le service de M. Nové-Josserand.)
(M. Adenot, suppléant.)

C..., Gustave, dix ans.

Entré à la Charité le 12 août 1901.

Six mois environ avant cette date, l'enfant but par mégarde un liquide additionné probablement d'acide sulfurique (liquide où l'on met des olives pour leur conserver leur couleur verte).

Aussitôt, l'enfant ressentit des douleurs très violentes tout le long de l'œsophage, et plus particulièrement au creux épigastrique. Il y a des vomissements, et ces vomissements contiennent un peu de sang.

Pendant les quinze premiers jours qui suivirent l'accident, l'enfant eut des déglutitions très difficiles, par suite des douleurs que ces déglutitions occasionnaient ; après quinze ou vingt jours, ces douleurs disparurent si bien que l'enfant se remit à manger comme les autres, sans être obligé de surveiller son mode d'alimentation.

Cet état dura environ trois mois, après lesquels l'enfant s'aperçut d'une gêne commençante de la déglutition pour les aliments solides, une sensation de gêne, d'obstacle, commençait à ralentir le cours du bol alimentaire dans l'œsophage.

Cette difficulté augmentant, les parents menèrent l'enfant chez un médecin, qui lui passa des sondes tous les quinze jours.

A la dernière séance, il y a quinze jours, les sondes ne purent plus passer, et le malade est amené à l'hôpital.

A son entrée, l'enfant est *maigre* et *pâle*. Depuis dix jours, on l'alimente par la voie rectale. Des essais de cathétérisme ne permettent de passer ni sonde olivaire, ni bougie, ni sonde urétrale, si fines soient-elles. La bougie urétrale la plus fine est arrêté à 18 ou 19 centimètres de l'arcade dentaire.

On fait boire l'enfant ; mais, après quelques déglutitions rapides, le liquide ingéré est rejeté. Cette particularité fait penser à une dilatation au-dessus du rétrécissement. On prescrit des lavements alimentaires.

14 août 1901. — M. Adenot fait une gastrostomie.

La veille au soir, température, 35 degrés.

Le matin de l'opération, température, 36 degrés. Pouls à 90.

Trois heures après l'opération, on fait au malade une injection sous-cutanée de 500 grammes de sérum.

Six heures après l'opération, on fait ingérer au malade, par sa bouche stomacale, un demi-verre d'eau et de lait.

Température le soir de l'opération, 36°9.

15 août. — Le malade va bien. Température, 37°6, soir 37°3. Le malade prend, par la bouche stomacale, un verre de lait, un verre de bouillon et deux verres et demi d'eau en deux fois.

Le soir, il déclare qu'il a essayé de boire et que le liquide a passé.

Il peut, en effet, ingérer une tasse de café au lait, qu'il avale par petites gorgées, en tirant son larynx en haut pour pouvoir déglutir ; après chaque déglutition, un ou deux crachats muqueux, mais pas de rejet de son lait.

Poids, 23 kg. 600.

16 août. — Ce matin, l'enfant a avalé quatre tasses de café au lait, qu'il boit par gorgées de la valeur d'une cuillerée à café ; le liquide avalé ne reflue pas par la fistule gastrique. Pas de rejet de mucosités, comme la veille.

3 octobre 1901. — Depuis quelques jours, l'enfant ne peut plus avaler. On essaye de le sonder, mais on est arrêté, à 18 centimètres des arcades dentaires, par un rétrécissement qu'il est impossible de franchir.

23 novembre 1901. — Poids, 24 kg. 350.

10 janvier 1902. — On dilate l'orifice de la gastrostomie à l'aide des bougies d'Hégar, on essaye en vain le cathétérisme par le cardia. On reconnaît que le cardia ne laisse passer que l'extrémité de la pulpe digitale, et qu'au bout de 2 centimètres environ, l'œsophage devient complètement imperméable.

Les tentatives faites avec M. Rochet, à l'aide du cystoscope, échouent également.

Quelque temps après, le malade quitte l'hôpital.

Voici quel est, d'après sa mère, son état, le 28 juin 1903 : « Mon fils est toujours obligé de prendre sa nourriture par un tube, de temps à autre, il avale quelque peu par le gosier, puis, tout à coup, il ne peut plus avaler, et il faut recommencer à se servir du caoutchouc. Malgré toutes ces misères et quoique ne prenant sa nourriture qu'avec le tube, par l'ouverture pratiquée à l'estomac, mon fils se porte aussi bien que son état puisse le lui permettre ; il grandit, grossit, ne souffre pas et, n'était l'ennui qu'il a pour prendre sa nourriture, il serait comme les autres enfants de son âge. »

OBSERVATION IX

(De M. le Dr Albertin.)

C..., Honorine, âgée de onze ans, a ingéré, le 16 juillet 1902, une solution de potasse caustique destinée à décaper des peintures ; elle aurait avalé une seule gorgée du liquide, en buvant à même la bouteille. A la suite de cette ingestion, elle eut presque immédiatement un vomissement spontané, dans lequel se trouvaient des aliments et des mucosités. Un médecin appelé lui fit prendre des vomitifs ; elle présenta un gonflement énorme des lèvres et de la langue, qui pouvait à peine être contenue dans la bouche. Il se produisit une salivation abondante et des phénomènes inflammatoires bucco-pharyngés ; on ne constata pas de signes de péritonite, mais des douleurs gastriques extrêmement vives et une intolérance absolue, même des liquides, pendant plusieurs jours.

A la fin de juillet, les phénomènes locaux s'amendèrent, mais l'alimentation était toujours très difficile.

De juillet à octobre, l'enfant ayant beaucoup de peine à s'alimenter, maigrit progressivement et devient squelettique.

Le 15 octobre 1902, elle est examinée par le Dr Bouveret, qui essaye vainement un cathétérisme de l'œsophage et m'adresse la malade.

En octobre, novembre, je fais une série de tentatives de cathétérisme très pénibles et très difficiles.

J'emploie toutes les bougies utilisées pour franchir un rétrécissement serré : bougies filiformes, bougies armées, coniques, etc...

Je crois avoir franchi le rétrécissement, mais je ne suis pas convaincu.

De toutes façons, l'amélioration est nulle et, devant la cachexie qui constitue un véritable danger pour la vie du malade, je me décide à pratiquer la gastrostomie, avec l'assistance du Dr Gallois.

16 décembre 1902. — Gastrostomie. Je fais à l'estomac, sur la face antérieure, un peu à gauche, une ouverture assez grande pour recevoir l'index, car j'ai le projet de pratiquer le cathétérisme rétrograde, et je borde la muqueuse à la peau. Pendant les mois de décembre 1902 et janvier 1903, je prescris l'alimentation par la bouche stomacale et j'ai la satisfaction de voir l'état général redevenir meilleur, la petite malade reprendre ses forces et engraisser.

Pour éviter la digestion et la macération des bords de la fistule, je prescris des onctions avec la pommade suivante, qui réussit assez bien :

Vaseline	25 grammes.
Sanoline	25 —
Xéroforme	8 —

En février 1903, la petite malade avait augmenté de 10 kilogrammes, et je crus pouvoir reprendre les cathétérismes. Je constatai à nouveau l'impossibilité de passer par la voie buccoœsophagienne.

Dans une dernière tentative, alors que je croyais avoir franchi l'obstacle, je fis une constatation curieuse.

La sonde que j'avais employée était assez rigide et fine. Elle sembla pénétrer assez facilement et assez profondément pour que je puisse la sentir dans l'estomac, si elle avait bien suivi la voie œsophagienne. Or, l'index introduit dans l'estomac me permet de sentir la sonde sous la muqueuse de la paroi postérieure de l'estomac. La sonde avait dû probablement passer sous la muqueuse au niveau du rétrécissement et cheminer dans le tissu sous-muqueux.

Cette constatation me décida à renoncer absolument au cathétérisme supérieur.

Je tentai alors le cathétérisme rétrograde, que je réussis du premier coup, à l'aide d'un cathéter utérin long et ténu (15 mars 1903).

J'introduisis l'index gauche dans l'estomac, par la bouche stomacale et j'allai à la recherche du cardia, que je reconnus à une dépression en entonnoir coiffant l'extrémité de l'index, je guidai sur le doigt le cathéter utérin et le fis pénétrer dans le cardia.

J'étudiai avec soin la direction du cathéter et je pus répéter directement le cathétérisme de la partie inférieure de l'œsophage, sans me servir du doigt indicateur.

Depuis ce mouvement, nous avons pu, soit moi, soit le Dr Gallois, soit mes internes, retrouver facilement l'orifice du cardia avec le cathéter.

J'employai alors des bougies coniques, à l'extrémité filiforme et, progressivement, j'arrivai à franchir le rétrécissement inférieur, siégeant à 7 ou 8 centimètres du cardia.

Progressivement, avec deux ou trois séances par semaine, on arriva à faire progresser la sonde, et, vers le 15 mai, je vis la sonde traverser le pharynx et je pus la faire arriver dans la bouche, le pavillon restant au niveau de la fistule stomacale.

Je nouai un fil de soie à la sonde et pus alors avoir une anse circulaire complète, traversant l'œsophage dans sa totalité. Ce fil très fin, dont une extrémité sort par la narine, l'autre par la fistule stomacale, est très bien toléré et ne gêne nullement la malade.

Le résultat allait me permettre de faire cheminer mes bougies dilatatrices dans les deux sens, cathétérisme par la voie buccale et par la voie stomacale.

A partir de ce jour, voici comment on procède : à l'extrémité fine de la sonde, on attache le fil nasal, le fil sortant par la fistule stomacale est attaché à la grosse extrémité, puis, en tirant le fil, on introduit la sonde par la narine gauche, le pharynx et, finalement, l'œsophage ; elle vient ressortir par la fistule ; la présence du fil de soie, qui reste à demeure, permet ainsi d'éviter les tâtonnements et les fausses routes.

Quoique les séances soient, par suite de l'état nerveux de l'enfant et la présence des parents, un peu dramatiques, on arrive très bien à faire pénétrer la sonde, qui reste de vingt minutes à une demi-heure. En la retirant, elle entraîne à sa place le fil, qui ne cause aucune gêne.

A noter un ralentissement très net du pouls, au moment de l'arrivée de la sonde au niveau de la partie médiastinale de l'œsophage, en même temps qu'un violent point de côté.

9 juillet 1903. — L'état de la malade s'est bien amélioré, elle mange des quenelles, des bouillies, des purées, des gâteaux trempés dans du lait. Elle se lève, se promène, vit, en somme, normalement.

Les séances suivant le procédé signalé sont continuées deux fois par semaine.

OBSERVATION X

(Due à l'obligeance de M. le Dr Broca, chirurgien des hôpitaux de Paris.)

D..., Richard, huit ans, m'a été présenté pour la première fois à l'hôpital Trousseau, quelques jours après l'accident initial. Le 14 juillet, il avait, par mégarde, avalé de la potasse et avait été soigné tout de suite, par un pharmacien d'abord, qui lui fit prendre un vomitif, et à l'hôpital Saint-Louis, où on lui fit un lavage d'estomac, et d'où on le dirigea ensuite sur un hôpital d'enfants. A cette période, la lésion n'était pas d'ordre chirurgical ; l'enfant fut donc admis dans le service de mon ami Walter. Les phénomènes stomacaux furent assez légers, paraît-il : la déglutition, d'abord très légère pendant la période inflammatoire, redevint assez facile et le malade fut, dans cet état, rendu à ses parents.

Mais, naturellement, cet état satisfaisant ne fut que de courte durée et, peu à peu, la dysphagie reparut. Lorsque l'enfant me fut montré pour la seconde fois, le 12 septembre, soit deux mois après l'ingestion caustique, la difficulté de déglutition était extrême depuis quelques jours. Le passage des aliments solides était impossible, celui des liquides était irrégulier et la salive était fréquemment rejetée.

J'essayai de cathétériser ; les olives trop grosses ne passèrent assurément pas ; les bougies urétrales, même les plus fines, ne purent être engagées davantage. L'obstacle siégeait à 2 ou 3 centimètres au-dessous du cartilage cricoïde. A plusieurs reprises, ces tentatives furent renouvelées par moi et par mes internes, toujours elles échouèrent. Et, comme les liquides passaient de moins bien en moins bien, comme, malgré les lavements nutritifs, la cachexie faisait de rapides progrès, je me décidai à pratiquer la gastrostomie. L'enfant était alors réduit à l'état de squelette recouvert d'une peau flasque et ridée, parlant à peine, d'une voix faible et cassée.

J'opérai, le 14 octobre, en un temps, par le procédé de Terrier, et la guérison opératoire fut parfaite. Pendant les premiers jours, l'alimentation par la bouche stomacale amena une réelle amélioration, mais, au bout de trois semaines, les liquides se mirent à couler au dehors, les aliments ingestés étaient tout de suite expulsés ; très largement, la peau du ventre rougit et s'excoria, sans que j'aie pu en savoir la cause; la cachexie par inanition recommença. Il ne passait toujours rien par l'œsophage, et le petit malheureux suçait, pendant la journée, des aliments divers qu'il crachait dans une cuvette avec sa salive.

En opérant, j'avais, bien entendu, tenté le cathétérisme rétrograde de l'œsophage sans pouvoir réussir. Ce fut encore essayé, ainsi que le cathétérisme par voie buccale, le rétrécissement ne put être franchi. Et je considérais la partie comme perdue, lorsque, le 12 décembre, pendant un de ses mâchonnements avec tentatives de déglutition, l'enfant sentit que ça faisait « crac » et qu'il pouvait avaler. A partir de ce moment, la déglutition des liquides devint possible, et même assez facile; grâce au bouillon, au lait, aux œufs, nous assistons à une véritable résurrection.

L'enfant était rose et assez gros, lorsque, le 10 janvier, il contracta la scarlatine. La maladie par elle-même fut bénigne, mais, pendant la convalescence, la bouche stomacale se mit à déverser au dehors les aliments ingérés. Depuis le 12 décembre, elle ne servait plus à l'ingestion ; l'enfant déglutissait par les voies naturelles des liquides et des solides très finement mâchés, et il ne sortait à peu près rien par l'orifice stomacal. La perméabilité de l'œsophage ne fut pas modifiée, mais le liquide gastrique s'écoule très abondamment au dehors, rien ne fut plus assimilé ; de nouveau, la peau s'ulcère autour de la fistule, qui s'élargit ; la dénutrition fut intense et rapide, bien que nous songeâmes pendant quelques jours à fermer d'urgence l'estomac, pour permettre à l'alimentation de se faire

Les chosse, toutefois, s'arrangèrent d'elles-mêmes, l'état revint peu à peu ce qu'il était auparavant, le malade s'engraissa et il était en bon état lorsqu'il fut admis à nouveau en chirurgie le 10 mars.

Je ne pouvais toujours pas franchir le rétrécissement, mais la déglutition avait lieu très convenablement. Je pris donc la résolution d'oblitérer l'orifice stomacal qui, depuis trois mois, ne servait à récupérer l'alimentation; d'autant plus que, si la dysphagie reparaissait, la réouverture devait être facile. Après libération de l'estomac, la gastroraphie fut pratiquée le 13 mars.

L'opération fut bien supportée, sans fièvre, avec très peu de vomissements, sans réaction péritonéale. Le 15 mars, un léger mal de gorge gêna un peu la déglutition, mais, le 17, l'enfant mangeait un potage au pain et, le 18, un blanc de poulet.

Le 23, il y eut de nouveau, avec un muguet discret de la cavité buccale, un peu de dysphagie. Le 27 mars, le muguet avait disparu, la déglutition se faisait bien, et, le 31 mars, l'enfant quittait l'hôpital, mangeant bien, dans un état satisfaisant.

Mais, le 16 avril, il nous fut ramené dans un état pitoyable. n'ayant rien pu avaler depuis quatre jours. Les lavements au chloral, dont la mère savait user, n'avaient pu vaincre le spasme de l'œsophage. En tâchant de soutenir le malade par des lavements alimentaires, nous essayons encore à plusieurs reprises de franchir le rétrécissement ; cette fois, une bougie fine me parut s'engager très serrée dans le commencement de la stricture, mais il fut impossible de passer.

Aussi, le 19 avril, j'ouvris de nouveau l'estomac, ce qui me fut naturellement très facile. Les suites opératoires furent très simples, à part une poussée fébrile qui, sans cause appréciable du côté de la plaie, monta à 40°5 au huitième jour, alors que, pendant les sept premiers, la température était restée à 37 degrés. *Du 23 avril au 4 mai, la courbe oscilla entre 38 et 39 degrés ;* du 4 au 10, elle se maintint entre 37 et 38 degrés, la plaie ne suppurant ,d'ailleurs, pas, n'étant pas excoriée ou entourée de lymphangite.

Pendant cette ascension thermique, la déglutition redevint possible, d'abord pour les liquides, puis pour les œufs, les purées. Mais, cette fois, la santé ne revint pas. Sans doute, la cachexie profonde qui s'était installée après la fermeture de l'estomac fut enrayée, les forces revinrent dans une certaine mesure, la peau redevint moins flasque et moins ridée, mais on n'obtint pas un véritable apaisement.

La bouche stomacale fut beaucoup moins incontinente qu'après la gastrostomie initiale ; sans laisser tout couler au dehors, comme pendant la scarlatine, elle fonctionna assez médiocrement pour que la peau abdominale fût très irritée, pour que les bords fussent ulcérés. Le 7 juin, les membres inférieurs commencèrent à s'œdématiser, la déglutition devint un peu moins facile, mais non point impossible. Le 13 juin, l'enfant succomba ; je ne puis donner aucun renseignement sur l'état anatomique exact de l'œsophage, car il y eut opposition à l'autopsie.

CONCLUSIONS

I. Le rétrécissement cicatriciel de l'œsophage se rencontre assez souvent chez l'enfant.

II. Sa cause, de beaucoup la plus fréquente, est l'ingestion de liquides caustiques avalés par mégarde.

III. Abandonnée à elle-même, l'affection prend une allure grave et détermine une cachexie rapide.

IV. Le traitement sera variable suivant les cas.

La dilatation progressive temporaire, méthodiquement appliquée, aura raison des cas de gravité moyenne.

Dans les cas graves, même avec cachexie profonde, on ne devra jamais désespérer, on aura recours immédiatement à la gastrostomie qui permettra d'abord de nourrir l'enfant, puis de tenter des cathétérismes dilatateurs soit directs, soit rétrogrades.

La mise à demeure d'un fil circulaire traversant le conduit œsophagien, facilitera les cathétérismes.

BIBLIOGRAPHIE

TESTUT, Traité d'anatomie.

TILLAUX, Anatomie descriptive.

DUPLAY et RECLUS, Traité de chirurgie.

PIÉCHAUD, Précis des affections chirurgicales de l'enfance.

DIETRICH, Traitement des rétrécissements cicatriciels de l'œsophage (thèse de Lyon, 1895, n° 1045).

BERT, Traitement des rétrécissements cancéreux de l'œsophage (thèse de Lyon, 1896).

CHANNAC, Œsophagotomie externe et corps étrangers de l'œsophage chez l'enfant (thèse de Lyon, 1899-1900).

LE MARCHAND, De la gastrostomie, ses résultats fonctionnels (thèse de Paris, 1900).

LESBINI, Traitement des rétrécissements de l'œsophage, Paris, 1873.

LORETA, De la dilatation de l'œsophage (Archives générales de médecine, 1885).

PETIT, Traité de la gastrostomie.

FORGUES et RECLUS, Thérapeutique chirurgicale.

Province médicale, 1899-1900.

Lyon médical, mai 1903.

ALBERTIN, Société de chirurgie de Lyon (Bulletin, 1902).

TABLE

Lyon. — Imp. A. REY, 4, rue Gentil. — 33559

www.ingramcontent.com/pod-product-compliance
Ingram Content Group UK Ltd.
Pitfield, Milton Keynes, MK11 3LW, UK
UKHW020426230726
13925UKWH00004B/1620

9 782019 241056